LES CONDITIONS

DU

Traitement d'Evian-les-Bains

SES RÉSULTATS

PAR

Le Dr F. CHIAÏS

PARIS

LIBRAIRIE J.-B. BAILLIÈRE & FILS

19, Rue Hautefeuille

—

1906

Principales Publications de l'Auteur sur les Eaux d'Évian.

ACTION PHYSIOLOGIQUE DES EAUX D'ÉVIAN. — (Médaille de bronze). 1886. Resté inédit.

EAUX D'ÉVIAN ET ARTHRITISME. — (Médaille d'argent). 1888. (Camille Coulet, Montpellier. — G. Masson, Paris).

NUTRITIONS PATHOLOGIQUES ET EAUX D'ÉVIAN. — *Transformation de la nutrition pathologique hypoazoturique en nutrition normale.*— (Médaille d'argent). 1889.— C. Coulet, Montpellier.

NEURASTHÉNIE ET GOUTTE HYPOAZOTURIQUES. — *Indications que remplit l'Eau d'Évian.* — (Médaille d'argent). 1891. (Camille Coulet, Montpellier. — G. Masson, Paris).

TROUBLES NUTRITIFS CHEZ LES ARTÉRIO-SCLÉREUX. — *Indications que remplit l'Eau d'Évian.* — (Médaille d'argent). 1892. (Camille Coulet, Montpellier. — G. Masson, Paris).

LA NON IDENTITÉ DES FONCTIONS PHYSICO-CHIMIQUES DU MILIEU ORGANIQUE EN ÉTAT DE SANTÉ ET EN ÉTAT DE MALADIE. — (Congrès de Caen. — 1894).

LES EAUX D'ÉVIAN DANS L'ARTHRITISME. — LA NEURAS-THÉNIE. — LA GOUTTE. — (Médaille d'argent). — Paris, Société d'Éditions scientifiques. — 1896.

L'ACTION INTIME ET LES INDICATIONS THÉRAPEUTIQUES DES EAUX D'ÉVIAN. — *Chimie Biologique et Hématospectroscopie.* — (Médaille d'argent). Paris, Société d'Éditions scientifiques. — 1897.

NOTES CLINIQUES SUR LES EAUX D'ÉVIAN. — *Sommes-nous tous égaux devant les Eaux d'Évian ? Restons-nous toujours égaux à nous-mêmes devant les Eaux d'Évian ?* — (Médaille d'argent). Paris, Société d'Éditions scientifiques. — 1897.

L'ACTION RÉDUCTRICE DES EAUX D'ÉVIAN SUR L'ACIDE URIQUE ET LES CORPS VOISINS. — (Médaille d'argent). — Paris, Société d'Éditions scientifiques.

LES EAUX D'ÉVIAN. — LES CONDITIONS D'ACTION DE CES EAUX. — LEURS PROPRIÉTÉS. — COMPOSITION, EFFETS, CONTRE-INDICATIONS ET INDICATIONS. — (Médaille d'argent). 1899.

LA GOUTTE A ÉVIAN-LES-BAINS. — Paris, Société d'Éditions scientifiques, 1900.

L'AUTO-INTOXICATION PAR LES CHLORURES.— SES EFFETS, SON TRAITEMENT PAR L'EAU D'ÉVIAN DE LA SOURCE CACHAT. — Paris, Société d'Éditions scientifiques, 1900.

L'EAU D'ÉVIAN. — CE QU'ON EN DIT — CE QU'ELLE FAIT — CE QU'ELLE EST. — (Médaille de Vermeil). — Paris, J.-B. Baillière & Fils, 1903.

LES EFFETS ET LES ÉTATS DE LA MATIÈRE DE L'EAU D'EVIAN-LES-BAINS.— (*Source Cachat*). — (Médaille de Vermeil) 1905. — J.-B. Baillière & Fils, 1905.

LES CONDITIONS

DU

TRAITEMENT D'ÉVIAN-LES-BAINS

SES RÉSULTATS

Imprimerie Coopérative Mentonnaise — Menton.

LES CONDITIONS

DU

Traitement d'Évian-les-Bains

OU — QUAND — COMMENT

SES RÉSULTATS

PHYSIQUES, CHIMIQUES ET PHYSIOLOGIQUES

PAR

Le Dr F. CHIAÏS

Médecin consultant à Évian-les-Bains (Haute-Savoie)

Lauréat de la Faculté de Médecine de Montpellier
Ancien interne des Hôpitaux de Montpellier
Médaille de Bronze 1889. Médaille d'Argent 1890
Rappels de Médaille d'Argent 1891, 1892, 1896, 1897, 1898, 1899
Médaille de Vermeil 1904 - Rappel de Médaille de Vermeil 1905
Membre correspondant de la Société Royale de Médecine publique
et de Topographie médicale de Belgique, etc.

Perfectio rerum consistit in parvo
TORTI

PARIS
LIBRAIRIE J.-B. BAILLIÈRE & FILS
19, Rue Hautefeuille
—
1906

AVANT-PROPOS

Le traitement d'Évian-les-Bains détermine des effets accélérateurs et de l'activité chimique et de l'activité physiologique des cellules, toutes les fois qu'il réalise la suractivité de la fonction osmotique de ces éléments organisés.

Le mot d'*osmose* dérivé du grec signifie *impulsion*. Il désigne un *phénomène d'impulsion* imprimé à des fluides et plus particulièrement à des liquides, un *transport* de substance. (Dastre).

Les actions du traitement d'Évian sont régies par cette grande loi des phénomènes de la nature que Galilée le premier nous a fait connaître :

LES CIRCONSTANCES DÉTERMINANTES DU MOU-
VEMENT PRODUISENT DES ACCÉLÉRATIONS :

La loi de Galilée est connue depuis bien longtemps. Les données expérimentales sur les actions accélératrices de la vie cellulaire par le traitement d'Évian ne le sont que depuis quelques années. Il fallait faire descendre la loi de Galilée, de l'immensité céleste, dans le microcosme cellulaire.

On peut réaliser ce transfert aujourd'hui parce qu'on connaît mieux ce microcosme dans son organisation anatomique et dans ses activités physiques et chimiques.

L'observation a éveillé l'attention ;

L'expérimentation a précisé les faits ;

La loi est venue coordonner les phénomènes et en faire prévoir de nouveaux.

La médecine en s'avançant sur la grande voie du progrès devient de plus en plus une simple branche des sciences physico-chimiques.

Les lois et les propriétés de la matière sont invariables.

Elles restent égales à elles mêmes et dans le monde inorganique et dans le monde organique.

Il n'y a que les conditions des réactions qui soient différentes.

L'action de l'Eau d'Évian, démontrera la vérité de ces principes au lecteur qui voudra bien « effacer son opinion aussi bien que celle des autres devant les décisions de l'expérience » comme dit Claude Bernard.

PREMIÈRE PARTIE

LES CONDITIONS DU TRAITEMENT

AVEC

L'EAU D'ÉVIAN

OU. — QUAND. — COMMENT.

> *On s'instruit non seulement par ce qui sert*
> *aux malades, mais encore, et même beaucoup*
> *plus par ce qui leur nuit.*
>
> Max Stoll.

Le traitement avec l'Eau d'Évian produit des résultats thérapeutiques certains, qui se traduisent par le retour au fonctionnement normal et de l'activité physico-chimique des éléments cellulaires et de leur activité physiologique, quand on a provoqué les effets suivants :

1° La rapide absorption de l'eau minérale par les voies digestives ;

2° Une rapide circulation d'eau dans les éléments cellulaires ;

3° L'élimination rapide par les voies urinaires d'une quantité d'eau au moins égale à la quantité d'eau prise en traitement ;

4° L'élimination par les reins, dans les 24 heures
successives, d'une quantité d'eau urinaire supérieure
à la quantité totale des liquides pris tant en traitement
qu'avec l'alimentation, dans ce même espace de
temps.

Ces effets ne sont pas réalisés par l'Eau d'Évian
comme par une nécessité fatale. Le succès est lié à
la méthode, c'est-à- dire à la façon dont le traitement
est prescrit et suivi.

QUÆ IN NATURA EXIMIÈ POSSUNT ET POLLENT, SUNT ORDO,
PROSECUTIO, SERIES ET VICISSITUDO ARTIFICIOSA, a dit
Bacon.

Perfectio rerum consistit in parvo, ajoute Torti.
*Excellentem Picturam non reddit præcisè congrua
colorum electio, sed et consona dispositio. Crassiora
quæque lineamenta efformant effigiem. Pauca, et
tenuia efficiunt similem.*

*Les causes qui, dans la nature, ont le plus de puis-
sance et de vertu, sont l'ordre, la continuité, la suite
méthodique et la variété effectuée avec art.* C'est dans
LE PEU que consiste la perfection, ajoute Torti. Ce n'est
pas le choix convenable des couleurs qui font l'excellence
d'une peinture, mais leur disposition harmonieuse. Les
traits les plus gros dessinent la figure ; c'est leur petit
nombre et leur finesse qui produisent la ressemblance.

On peut dire de l'Eau d'Évian ce que Torti disait
du quinquina employé pour combattre les fièvres
intermittentes pernicieuses. *« sed neque in auctâ
dosi, et proportionatâ distributione Chinœ-Chinœ
merè consistit vis, et utilitas Methodi expositœ. Aliud
namque requiritur. Tria sunt circa Methodi usum*

scitu necessaria, Ubi *nempe usurpanda sit*, Quando, *et* Quomodo.

« Ce n'est pas non plus dans l'augmentation de la dose et dans sa distribution proportionnée que réside absolument la vertu du China China, ainsi que l'avantage de la Méthode ; il est nécessaire de connaître trois choses : *Où, Quànd*, et *Comment* elle doit être employée. »

Où — Quand — Comment faut-il prescrire l'Eau d'Évian ? *Où*, c'est-à-dire dans quelles maladies, dans quels troubles fonctionnels des éléments cellulaires faut-il prescrire l'Eau d'Évian. *Quand*, c'est-à-dire quel est le moment opportun de leur emploi. *Comment,* c'est-à-dire quelles sont et les doses partielles, et les quantités totales, et les intervalles des prises.

« *Ubi*, dit Torti pour l'emploi du quinquina dans les fièvres intermittentes pernicieuses, *respicit Febres omnes,in quibus potest,aut debet administrari ; Quando respicit tempus opportunum, et Quomodo quantitatis medicaminis, et proportionatam, celeremque distributionem illius. Contra* Ubi *peccatur, quando non dignoscitur natura Febrium, in quibus conveniat, ac prosit, et in quibus non, exhibendo v. gr. ubi nequit agere, vel omittendo, ubi miranda quandoque præstare posset.* »

« *Où* concerne toutes les fièvres dans lesquelles la méthode peut ou doit être exécutée ; *Quand* concerne le temps opportun ; *Comment*, la quantité du médicament, ainsi que sa distribution proportionnée et prompte. On enfreint la première condition (*Où*), lorsqu'on ne discerne

12

pas la nature des fièvres auxquelles la médication convient et peut être avantageuse, et de celles où elle ne convient pas et ne peut être utile. On la prescrit alors pour
des cas dans lesquels elle ne peut agir, ou bien on oublie
d'en faire usage quand elle réaliserait des effets merveil-
leux. »

Un diagnostic inexact ou incomplet peut induire
en erreur le praticien, aussi bien quand il fait emploi
du quinquina, que quand il prescrit le traitement
avec l'Eau d'Évian. Si on ne connaît pas la nature
de la maladie, et les troubles fonctionnels des éléments anatomiques qui sont justiciables du traitement d'Évian-les-Bains, on est exposé à prescrire le
médicament pour des états qui ne l'indiquent point :
ou on néglige de le prescrire chez les malades qui
en tireraient grand profit.

Contra Quando *peccatur, cùm tempore inop-
portuno exhibetur Cortex, nempe, vel procrasti-
nando in occasione præcipiti, et offerendo nimis
serò, cùm lapsa est occasio.*

« On enfreint la condition *quand,* lorsque l'écorce est
donnée à un moment peu favorable, soit en différant dans
un cas pressant et en l'administrant trop tard, alors que
l'occasion est passée. »

On pêche contre l'opportunité du moment, pour
la cure avec l'Eau d'Évian, quand on la prescrit
pendant l'évolution aiguë des troubles fonctionnels
physico-chimiques des éléments anatomiques ; pour
les maladies hypersthéniques ; et dans les cachéxies ;
et quand, différant trop, des lésions anatomiques

sont venues se superposer aux perversions fonctionnelles physico-chimiques apyrétiques.

Le traitement avec l'Eau d'Évian agit avec certi-
tude et radicalement tant que l'altération anatomique
n'est pas réalisée.

Denique contra QUOMODO *delinquitur, cùm
quantitatem médicamenti, et illius distributionem
non aptamus debitâ proportione Febri, modo ma-
jorem assatim, modo minorem Corticis copiam,
modo lentiorem, modo citatiorem repetitionem, et
modo œqualem, modo inœqualem illius partitionem,
intrà congruum tempus exigenti.*

« Enfin, on enfreint la troisième condition *(Comment)*,
quand on n'applique pas à la fièvre la quantité exacte du
médicament et qu'on ne l'administre pas dans les pro-
portions voulues. La fièvre exige, dans le laps de temps
convenable, une quantité d'écorce tantôt plus forte, tantôt
plus faible ; elle exige aussi que le remède soit administré
plusieurs fois, tantôt lentement, tantôt promptement, et
que sa distribution soit tantôt égale, tantôt inégale. »

Il y a pour le traitement avec l'Eau d'Évian un
Comment, comme il y en a un pour le traitement
des fièvres intermittentes pernicieuses. Ce *Comment*
est soumis à une opportunité d'heure, à une opportunité de doses, et à une opportunité d'associations de
médications.

L'Eau d'Évian ne produit pas les mêmes effets à
toutes les heures du jour.

Les résultats physico-chimiques et physiologiques
ne sont pas proportionnels aux doses.

Pour réaliser la totalité des effets avec l'Eau d'Évian il faut souvent associer à la médication thermale, des médications pharmaceutiques préparatoires ou complémentaires, ou des traitements physiques, tels que massage, électricité, pratiques hydrothérapiques. Ces associations varient avec les indications. On ne peut préciser ces indications que par un examen très attentif de chaque cas clinique. et en se laissant diriger par les réactions de l'organisme.

« *Sciant pro certo Medici*, dirons-nous avec Bacon, *posse plura Medicamenta ad morbum aliquem gravem curandum rectè præscribi. quæ debito ordine, et debito intervallo sumpta curationem præstent : quorum singula si per se tantùm sumeretur, aut si ordo inverteretur, aut si intervallum non servaretur fuerint prosus nocitura.* » (Cité par Torti).

« Que les Médecins soient convaincus que l'on peut, pour soigner une maladie grave, prescrire plusieurs remèdes qui, pris dans l'ordre et à des intervalles voulus, pourront procurer la guérison. Chacun de ces remèdes, s'il était pris seulement pour lui-même, ou si l'ordre en était interverti, ou si les intervalles n'étaient pas observés, seraient tout à fait nuisibles. »

UBI (du traitement d'Évian).

Dans quelles maladies

Le traitement avec l'Eau d'Évian est, par ses processus fondamentaux, un traitement modificateur des échanges nutritifs pathologiques, que ces échanges soient d'ordre physique, ou qu'ils soient d'ordre chimique.

Les caractéristiques des échanges nutritifs physiques normaux sont :

1° l'élimination par la sécrétion urinaire, pour chaque période de 24 heures, d'une quantité d'eau légèrement supérieure à la quantité d'eau prise en boisson dans le même espace de temps :

2° l'élimination par les voies urinaires, dans les 12 heures de jour, d'une quantité d'eau supérieure à la quantité d'eau émise pendant les 12 heures de nuit ;

3° l'élimination, pendant les deux à trois heures qui suivent le repas du milieu du jour, d'une urine dont la densité est inférieure à la densité des urines émises pendant les autres heures de jour et de nuit.

Dans les maladies aiguës comme dans les maladies chroniques on relève des irrégularités dans le mode physique des échanges nutritifs.

Le retour de ces échanges au type physiologique se fait spontanément après la guérison des maladies aiguës.

Les maladies chroniques présentent des irrégularités persistantes, que l'intervention médicale seule peut progressivement faire disparaître.

Le traitement avec l'Eau d'Évian est sans effet sur les irrégularités du mode physique des échanges nutritifs des maladies aiguës et des maladies hypersthéniques.

Son effet est certain lorsque ces irrégularités sont l'apanage des maladies chroniques hyposthéniques par insuffisance fonctionnelle.

Dans la plupart des maladies chroniques, *quelle que soit leur cause et leur nature*, il provoque le retour au normal du mode physique de la nutrition, tant que des lésions anatomiques irréparables ne se sont point réalisées, et aussi longtemps qu'il n'y a pas épuisement des forces radicales.

Le diagnostic du mode d'être des échanges physiques de la nutrition est pour le traitement thermal d'Évian-les-Bains une source d'indications mieux précisées que ne le sont les indications déduites de la connaissance de la diathèse elle-même.

La même précision, pour l'Ubi du traitement d'Evian, nous est fournie par la détermination du mode d'être des échanges chimiques de la nutrition générale.

Ces échanges sont modifiés par les états morbides :

Tantôt dans le mode de réduction des produits qui servent à la nutrition de l'organisme ;

Tantôt dans le degré de réduction, par les éléments cellulaires, des produits alimentaires solides ;

Tantôt dans le mode d'élimination des produits résiduels des échanges de la nutrition.

Ces modifications chimiques existent et dans les maladies aiguës et dans les maladies chroniques. Le fait constaté, pour les modifications pathologiques des échanges physiques, se répète pour les modifications chimiques pathologiques. Leur retour au fonctionnement normal se réalise spontanément après les maladies aiguës : il ne se réalise que par l'intervention médicale dans les maladies chroniques.

Les modifications *du mode de réduction* des éléments solides se déterminent par l'étude de l'altération des rapports centésimaux qu'ont entre eux les divers composants solides des urines.

Les rapports physiologiques sont connus.

L'analyse chimique des urines et les rapports centésimaux, qui existent entre les composants solides des urines, nous permettent d'établir l'existence ou la non existence de la modification du mode de réduction des aliments solides.

Le rapport des composants urinaires solides, et au poids physiologique de la personne en observation, et aux quantités d'aliments ingérés, nous permet d'établir mathématiquement l'activité régulière ou irrégulière du fonctionnement nutritif des cellules.

Il n'y a pas de rapport nécessaire et fatal entre les quantités d'aliments ingérés et les excreta urinaires quand l'organisme est en état d'hyposthénie.

La modification *du degré de réduction* des produits alimentaires solides est rendue manifeste :

Par la modification du rapport de l'urée à la somme totale des solides urinaires ;

Par l'apparition dans les urines, d'albumine, de sucre, de peptone, d'acetone, etc.

La modification *du mode d'élimination* des produits résiduels des échanges de la nutrition se constate en faisant le relevé :

De l'heure des mictions ;

Des quantités d'eau et de solides contenus dans les urines de ces mictions.

Lorsque la perversion dans l'élimination des produits résiduels de la vie cellulaire existe :

Les mictions s'éloignent de l'heure des repas ;

Les quantités des urines du jour et de la nuit s'égalisent ;

La quantité des urines des 12 heures de la nuit devient plus tard supérieure à la quantité des urines des 12 heures de jour ;

La totalité de l'eau des boissons n'est plus éliminée par la sécrétion urinaire.

D'une manière à peu près constante on voit les malades atteints de ce mode de perversion des échanges nutritifs présenter pendant les 12 heures de jour un retard notable dans l'élimination, par les reins, et de l'eau et des solides urinaires, sans qu'il y ait trace d'altération dans ces organes.

Le phénomène pathologique que nous étudions est lié à un affaiblissement fonctionnel général de tous les viscères, et de tous les systèmes qui concourent au fonctionnement régulier de la nutrition.

Le rapport de la densité des urines du jour à la densité des urines de la nuit subit une inversion : les urines de la nuit deviennent constamment moins denses que les urines du jour.

Les perversions fonctionnelles physiques et chimiques de la nutrition, que nous venons d'analyser séparément pour la clarté de l'exposition de la question du diagnostic des indications du traitement d'Évian, sont tantôt isolées et tantôt associées. Elles sont plus souvent associées qu'isolées. Elles sont sur la frontière de toutes ces perversions pathologiques que M. le Dr I. Héricourt a décrites dans le volume de la Bibliothèque de Philosophie scientifique qui porte pour titre : *Les Frontières de la Maladie*. Elles sont la première étape de la dyspepsie[1] et de ses conséquences ; des petits troubles de la nutrition ralentie [2] ; de l'arthritisme chez les enfants [3] et de l'ar-

---

(1) La dyspepsie est un des premiers troubles qui manifestent la défaillance accidentelle du système nerveux régulateur des fonctions. — Le surmenage physique ou intellectuel, les préoccupations morales suffisent à provoquer cette défaillance, résultat commun, également, de toutes les intoxications accidentelles. — Souvent fugitive, peu tenace quand disparaissent les causes qui l'ont provoquée, elle peut persister avec elles, s'aggraver, et devenir le point de départ de tout un cycle de troubles secondaires, qui vont mettre en évidence des insuffisances organiques latentes, telles que celles du foie et des reins — Alors se produit une intoxication consécutive du système nerveux, dans ses parties préposées à la vie psychique qui sont les plus fragiles, et la neurasthénie s'établit ; d'où la nécessité de connaître les premiers troubles dyspeptiques et d'y porter remède. (Dr I. Héricourt).

(2) La nutrition ralentie est un état morbide héréditaire ou acquis, caractérisé par une insuffisance spéciale du système nerveux, d'où résulte l'imperfection des mutations nutritives, l'utilisation et la combustion incomplètes des matériaux de la vie cellulaire. — Les déchets anormaux de cette vie cellulaire ralentie sont toxiques, et leur élimination dépend de conditions qui ne sont réalisées que de façon inégale et intermittente ; d'où un habitus spécial, physiologique et psychique, des ralentis de la nutrition ou arthritiques. — Cet habitus se complique, à un degré plus accentué, de la production d'états morbides très variés, les uns bénins, les autres graves, mais formant une grande famille naturelle. En effet, ces état morbides peuvent alterner chez le même arthritique et se substituer les uns aux autres. — Les accidents bénins sont caractérisés par leur intermittence. Ils se manifestent sous forme de crises, correspondant à

thritisme chronique de l'adulte ; des petits accidents
de brightisme [4] ; des petits accidents du diabète [5] ;
des maladies nerveuses [6] surtout des maladies
nerveuses qui sont la conséquence de la croissance et

---

des accumulations et à des décharges de poisons. — Les manifestations
graves témoignent de l'altération des organes et de la déchéance finale
de l'organisme. Elles sont permanentes. — Les troubles de la nutrition
ralentie n'ont aucune tendance à s'amender ; la sénilité y ajoute ses
propres effets qui sont de même nature. — Indications hygiéniques. Elles
sont très simples, mais très suffisantes pour écarter les petits accidents
et prévenir les grands désordres de la nutrition ralentie. (id.)

(3) Chez l'enfant, l'arthritisme est toujours atténué, et son étude est à
ce point de vue particulièrement féconde. — Caractères psychiques de
l'enfant arthritique ; son aspect physique ; type gras et type maigre ;
ses maladies habituelles : du côté de la peau, de l'appareil respiratoire
de l'appareil digestif. — L'albuminurie et la glycosurie des jeunes arthri'
tiques. — La lithiase rénale et biliaire. — Indications hygiéniques. (id.)

(4) En dehors des néphrites aiguës de nature infectieuse, les grands
accidents du brightisme sont toujours précédés d'une période latente,
caractérisée par des troubles légers, mais caractéristiques. — Le brightisme n'est pas une affection rénale ; c'est une maladie générale ; c'est
l'une des modalités pathologiques de la nutrition retardée physiologique.
Il en est l'un des termes possibles. — Danger de l'exercice de la fonction sexuelle chez les brightiques. (id.)

(5) Début insidieux de la maladie, sans polyurie ni polydipsie. — L'état
diabétique sans glycosurie. — Comme le brightisme, le diabète est
l'aboutissant de troubles généraux de la nutrition de date ancienne. Il
peut être prévu de loin, et en conséquence évité par une hygiène générale
bien dirigée. — De l'insuffisance des quelques glandes dont la fonction
n'est encore que vaguement connue : corps thyroïde et capsules surré-
nales. — Ces glandes sont des laboratoires d'antitoxines, et à leur insuffisance doivent correspondre des auto-intoxications spéciales encore mal
étudiées. (id.)

(6. Les névroses ébauchées sont d'observation commune et banale. —
Elles constituent des tares de dégénérescence et sont la conséquence des
maladies de la nutrition, des intoxications ou des infections des généra-
teurs. — Elles s'aggravent, chez les descendants, par la réalisation des
mêmes maladies dont elles dérivent héréditairement. — Ces maladies sont
les moteurs qui mettent en marche les prédispositions aux accidents nerveux, et qui changent des névroses atténuées ou de simples originalités
mentales en grandes névroses et en vésanies. — D'où une hygiène prophy-
lactique spéciale pour la petite hystérie, la folie du doute, etc. — Aux
insuffisants du système nerveux, il faut une activité physique et psychique réduite. (id.)

du surmenage, c'est-à-dire de tous les troubles liés à la neurasthénie adynamique. Dès que ces perversions nutritives physiques et chroniques se maintiennent, quoique le malade ne se sente pas encore malade et quoiqu'il conserve l'apparence de l'homme bien portant, les maladies de la nutrition sont établies :

« On dit parfois de ces maladies commençantes, dit M. le Dr Héricourt, qu'elles sont à l'état latent ; mais de fait, elles sont déjà dûment installées et elles ont commencé leur évolution et leur marche progressive. » D'après M. le Dr Héricourt l'état de maladie sera dépisté et affirmé sur des troubles fugaces et sur des symptômes frustes. Si au lieu de chercher les éléments de diagnostic dans les symptômes subjectifs, on les cherche dans les signes positifs que nous venons d'étudier on peut sûrement prévenir des maladies constitutionnelles et organiques, vers lesquelles les individus s'acheminent fatalement alors que ces maladies seraient certainement écartées si le médecin, en dévoilant leurs premières manifestations, y apportait de suite l'action modificatrice de l'hygiène et de l'effort thérapeutique convenable. « Mais, dans l'état actuel, le médecin ne voit le plus souvent que des maladies qui finissent. » (Dr Héricourt).

Nous avons dans ces quelques paragraphes répondu pour l'Eau d'Évian à l'Ubi de Torti. Le traitement avec l'Eau d'Évian-les-Bains est sans effet sur les irrégularités du mode physique et du mode chimique des échanges nutritifs des maladies aiguës et des maladies hypersthéniques : il a un effet certain lorsque ces irrégularités sont l'apanage des maladies chroniques et surtout des maladies chroniques asthéniques.

Lorsque ce traitement réalise les quatre effets que nous avons énoncés au commencement de cette première partie de notre travail, on obtient le retour au type normal, et des fonctions physiques, et des fonctions chimiques, de la nutrition de toutes les maladies chroniques qui n'ont pas encore déterminé des lésions anatomiques irréparables, ou amené progressivement l'épuisement des forces radicales.

QUANDO (du traitement d'Evian)

(à quel moment)

L'Eau d'Évian prise sans méthode ne produit pas les inversions nutritives et fonctionnelles des éléments cellulaires.

Vous auriez pris de l'Eau d'Évian pendant des années ; vous n'avez rien fait si vous ne vous êtes pas conformé à son *Quando* spécial.

Il y a pour ce traitement une opportunité d'heure qui est la condition absolument indispensable à la réalisation de ses effets.

Ce *Quando* est celui-ci : le traitement avec l'Eau d'Évian n'agit d'une manière profonde et certaine sur la nutrition, que lorsque cette eau est prise à jeun et aux premières heures de la journée.

QUOMODO (du traitement d'Evian).

(de quelle manière)

Les prises d'Eau d'Evian étant reportées aux heures matinales l'action, de cette eau sera-t-elle certaine ?

La manière de faire le traitement, et souvent les associations médicamenteuses hygiéniques et physico-thérapiques sont des éléments de cure qu'il faut faire intervenir afin d'obtenir le quadruple effet que l'Eau d'Évian doit provoquer pour assurer le succès complet du traitement. A Evian les-Bains comme dans toutes les autres stations thermales, avec l'Eau d'Évian, comme avec tous les autres médicaments, il faut toujours avoir présent à l'esprit le précepte de Bacon, que nous avons donné au commencement de notre travail : *Quæ in naturâ eximiè possunt, et pollent, sunt Ordo, Prosecutio, Series, et Vicissitudo artificiosa.* Sur la nécessité de l'association de plusieurs médications et sur l'importance de l'association méthodique et ordonnée de ces médications on ne saurait mieux dire aussi que ce qu'a dit ce grand philosophe. Vingt ans d'Etudes et de Recherches sur le traitement d'Evian nous ont bien fait comprendre la vérité de ce précepte que nous avons donné déjà, mais que nous croyons utile de répéter ici « *Sciant pro certo Medici posse plura Medicamenta ad morbum aliquem gravem curandum rectè præscribi, quæ debito ordine, et debito intervallo sumpta curationem præstent : quorum singula si per se tantum sumerentur, aut*

si ordo inverteretur, aut si intervallum non serva-
retur, fuerint prorsus nocitura. »

L'Eau d'Évian prise à jeun réalise souvent par sa
seule activité les quatre effets qui sont la condition
du succès de la cure. Dans ces cas elle se suffit à
elle même.

Lorsque prise méthodiquement à jeun elle ne
réalise pas ce quadruple effet, les médications
complémentaires doivent intervenir. C'est au tact du
médecin praticien qu'est livré le choix et de la médication complémentaire, et de son mode d'association
à la médication principale. Dans ces choix le médecin est bien souvent condamné à des tâtonnements.
Il a pour se guider les quatre effets qui sont les conditions du succès de la cure thermale d'Évian-les-
Bains et qu'il doit s'efforcer de réaliser. Nous déve-
lopperons dans un travail ultérieur l'étude de ces
traitements complémentaires.

La cure d'Évian-les-Bains est la mieux méthodisée
de toutes les cures thermales. Nous n'avons eu, pour
arriver à cette précision, qu'à nous laisser guider
par la nature, qui s'est imposée à nous. Il y a vingt
ans, au début de ces recherches, nous émettions l'hypothèse que l'Eau d'Évian était sans action et nous
voulûmes en donner la preuve expérimentale. La
vérification de cette hypothèse ne s'est pas faite
et nous nous sommes trouvé devant quelque chose
d'inattendu, d'extraordinaire ; nous avons trouvé de
l'inconnu et du nouveau. « L'hypothèse ainsi ren-
versée. dirons-nous avec M. le Prof. H. Poincaré a
rendu plus de services qu'une hypothèse vraie ; non

seulement elle a été l'occasion de l'expérience déci-
sive ; mais on aurait fait cette expérience par hasard ;
sans avoir fait l'hypothèse, qu'on n'en aurait rien
tiré ; on n'y aurait rien vu d'extraordinaire ; on n'aurait catalogué qu'un fait de plus sans en déduire la
moindre conséquence ». Ces recherches sur l'*Où* le
Quand et le *Comment* de l'emploi de l'Eau d'Évian
auront fait réaliser un progrès positif et matériel à
la MÉDECINE PRATIQUE, car elles ont été l'occasion,
qui nous a permis d'établir que la première étape
des maladies chroniques est la persistance de troubles matériels, physico-chimiques et physiologiques
sur lesquels la spontanéité cellulaire n'a pas d'action.
Une intervention médicale méthodique peut en aidant
la nature tantôt par une médication avec un seul
agent, tantôt par l'association de plusieurs médications corriger ces perversions nutritives. Mais ici le
diagnostic doit être posé dès la première étape des
maladies chroniques. Le diagnostic des maladies
commençantes a toujours été un des grands deside-
rata de la médecine. Stoll nous apprend que Baglivi
plaçait ce diagnostic des maladies commençantes au
nombre des choses qui manquent encore à la médecine,
et il exhorte les médecins à fournir chacun son
contingent, pour enrichir cette partie de l'art. Nous
sommes heureux de pouvoir apporter ce contingent
au diagnostic du début d'un grand nombre des
maladies chroniques. Potain le grand clinicien de
l'Ecole de Paris a exactement traduit la réalité quand
parlant des maladies chroniques, dans un rapport
fait devant ses collègues de la Faculté, il disait :

« L'étude des maladies chroniques réclame bien plus
d'attention et de soin que celle des maladies aiguës.
Car, si elles semblent légères, c'est bien souvent par
la seule raison qu'elles n'ont point dépassé ce premier
stade où, curables encore, elles évoluent lentement
vers l'incurabilité finale ; où, les traitant convenablement, on peut les arrêter sur cette pente funeste ;
où par conséquent il importe à un très haut degré
d'apprécier sainement leur apparente bénignité et de
leur appliquer le traitement qui réellement convient.
Que si elles sont déjà chroniques, c'est bien autre
chose encore. Car toute affection aiguë, vous le savez,
a une tendance naturelle vers la guérison, et notre
rôle vis-à-vis d'elle, en bien des cas, se borne à guider
convenablement cette tendance. Une maladie chronique, au contraire, est précisément une maladie où
cette tendance naturelle fait défaut, en sorte qu'elle ne
guérira pas, à moins d'une intervention médicale.
La nature ici, se recusant, en quelque sorte, n'étant
dans les chances de guérison pour rien ou presque
rien et par elle-même ne faisant rien, la médecine
alors devient tout et doit tout faire.

» Aussi est-ce en ce cas là tout particulièrement qu'il
lui faut être active, attentive et prudente, puisque le
sort du malade, pour ainsi dire est en ses mains. »

Pendant la première période des maladies chroniques le traitement méthodique avec l'Eau d'Evian
seule, ou aidée par ses adjuvants, peut réaliser une
guérison radicale : à une période avancée, elle
n'a qu'une action palliative car, dirons-nous encore
avec Potain « dans la durée plus ou moins longue

des maladies chroniques les éléments morbides se compliquent singulièrement. La lésion primitive en engendre le plus souvent une seconde, laquelle en fera naître une troisième ou toute une série d'autres. Puis, toutes réagissant les unes sur les autres et sur l'organisme entier, on se trouve finalement en présence d'affections réciproques subordonnées, mutuellement intriguées et d'une complexité souvent extrème. » La médication deviendra alors plus complexe car il faudra établir les rapports réciproques de toutes ces affections et l'ordre exact de leur subordination ; « on n'aura rien fait continue Potain aussi longtemps qu'on n'aura pas saisi le fil qui peut sûrement, conduire de l'un à l'autre dans ce labyrinthe souvent obscur. La logique de la médication en dépend, et sans la logique on ne fait rien d'utile ».

On ne se trouvera pas devant un problème de pareille complexité si l'on a appris à diagnostiquer les maladies chroniques dès leur première période, marquée que par les perversions fonctionnelles physiques et chimiques des éléments cellulaires.

Le diagnostic est des plus faciles pour le médecin.

Il est même à la portée du malade pour les faits matériels qui sont sous la dépendance des perversions physiques. Une simple éprouvette graduée, lui donnant la mesure de l'eau des boissons, et de l'eau de la sécrétion urinaire lui permettront de se découvrir malade avant de se sentir malade. Il pourra, du fait de ce simple examen, être lui-même la meilleure sentinelle de sa santé.

DEUXIÈME PARTIE

LES EFFETS DU TRAITEMENT

AVEC

L'EAU D'EVIAN

————✳————

Prendre toujours comme point
de départ les éléments mesurables
des choses.

F. LE DANTEC.

L'Eau d'Évian convenablement administrée est une cause accélératrice du mouvement osmotique des éléments cellulaires.

La forme de la cellule n'a pas d'action sur l'activité osmotique. Ce qui agit dans CETTE MOTION c'est :

D'une part, le degré et la nature des deux solutions, de la solution extra-cellulaire et de la solution intra-cellulaire, que la partie hémiperméable des cellules sépare l'une de l'autre ;

D'autre part, l'état du système nerveux qui intervient par l'action qu'il a sur l'état électrique de la paroi cellulaire.

La première cause des variations de la *motion osmotique* est bien connue. Nous croyons inutile d'insister sur le rôle et l'action des solutions isotoniques, hypertoniques et hypotoniques.

La seconde cause des variations de la motion osmotique n'a pas suffisamment éveillé l'attention des phy-
siologistes et des médecins. Les émotions et la fatigue
ont incontestablement une influence sur cette
activité. Pour la fatigue on pourrait supposer une
modification dans le degré et la nature des solutions
intra et extra cellulaires. Une modification quelcon-
que de ces solutions ne pourrait pas être invoquée
pour expliquer le rôle des émotions. Pour expliquer
le rôle des émotions on ne peut invoquer qu'une
influence dynamique, analogue à l'influence dynamique que les rayons X exercent sur l'activité des
filtrations. Chaque fois qu'il y a osmose il se produit
des phénomènes électriques que l'on peut modifier en
faisant agir les rayons X sur la membrane. C'est au
Dr H. Bordier qu'on doit la démonstration de ce fait.

Les détails de son expérience présentant un grand
intérêt pour nos études, nous reproduisons ici le
résumé qu'en donne le Dr Bordier dans son travail
sur *Les actions moléculaires dans l'organisme.*

« Osmomètre dont la membrane en parchemin ani-
mal a une surface de 38,46 centimètres carrés ; tube
capillaire fixé au-dessus ; liquide introduit, solution
saturée de sucre de canne. On note l'ascension du
liquide pendant 10 minutes chaque fois :

1°	sans rayons X	ascension 38	millim.
2°	avec rayons X	— 28	—
3°	sans rayons X	— 40.2	—
4°	avec rayons X	— 27	—

Ce ralentissement s'est produit dans chaque expérience et cela malgré l'interposition d'une grande feuille d'aluminium reliée soigneusement au sol, entre le tube du Crookes et la cuve de l'osmomètre. »

Dans l'Eau d'Évian ce qui a une action directe sur l'activité cellulaire, c'est cette partie de sa minéralisation qui est complètement dissociée. Nous avons démontré ce fait dans nos recherches sur *L'Etat de la Matière dans l'Eau d'Évian*. La dissociation des électrolytes dans l'eau s'accompagne du développement d'une énorme charge d'électricité : Il résulte de la loi de Faraday que chaque iongramme possède une charge de 96.537 coulombs par valence : Cette charge est portée dans l'Eau d'Évian par des ions dont le mouvement vibratoire est synchrone au mouvement vibratoire des ions qui existent dans les protoplasmas cellulaires. Ces protoplasmas sont tous des albuminates calciques et magnésiens. Le mouvement vibratoire se transmet par synchronisme d'un ion à l'autre, quand ils ont même période. C'est ainsi, tout au moins, que nous comprenons les raisons de la puissance incontestable de l'Eau d'Évian.

Quelle que soit la valeur de notre théorie, le fait incontestable c'est que l'Eau d'Évian agit sur les activités physiques, chimiques et physiologiques des éléments cellulaires. Les interprétations peuvent être discutées, les faits n'en resteront pas moins.

La régularité de la pression osmotique est la condition de la régularité de la fonction chimique des éléments cellulaires. Si les conditions de l'osmose se modifient, des composés chimiques nouveaux apparaissent dans le milieu intra-cellulaire.

Ces nouveaux corps chimiques peuvent être toxiques pour la cellule qui les produit, ou être toxiques pour d'autres cellules, qui vont baigner dans le milieu qui recevra ce nouveau produit.

L'apparition de corps nouveaux dans le milieu cellulaire du fait de la modification de la pression osmotique du milieu qui les baigne nous est démontrée par les recherches de M. Van Rysselberghe.

« Dans un travail très soigné, sur la *Réaction osmotique des cellules végétales*, Mémoire couronné par l'Académie royale de Belgique (1899) M. Van Rysselberghe montre que lorsqu'on place des cellules végétales (en particulier les cellules épidermiques de certaines *Tradescantia*) dans une solution plus concentrée que celle à laquelle les cellules sont habituées, la pression intra-cellulaire augmente ; dans le cas contraire la pression diminue. Ces changements de pression osmotique sont dus à des variations de la concentration du suc cellulaire, et ces variations sont elles-mêmes provoquées par des transformations chimiques.

« Ainsi, lorsque la cellule est touchée par une solution trop concentrée, elle produit de l'acide oxalique qui se dissout dans le suc cellulaire, et qui, grâce à la petitesse de sa molécule, est très osmotique.

« Dans l'intention de démontrer ce résultat par des faits précis, M. Van Rysselberghe a étudié les acides du suc cellulaire de *Tradescantia*, ajoute M. Metchnikoff.

» Dans le suc normal, il constate la présence constante de l'acide malique, et dans des cas rares, des traces seulement d'acide oxalique. Ensuite, il détermine les acides des feuilles de la même plante ayant séjourné pendant plusieurs jours dans des solutions assez concentrées de sucre de canne. Dans chaque analyse, il trouve de l'acide oxalique en quantité facilement appréciable. Il y a donc réellement chez la plante qui s'adapte aux solutions plus concentrées du milieu, production d'acide oxalique pour augmenter la pression du suc cellulaire..................

Le protoplasma végétal, capable d'augmenter la production des acides pour relever le pouvoir osmotique, peut aussi en cas de besoin, en diminuer la quantité.

» Lorsqu'on transporte les cellules de *Tradescantia* d'une solution concentrée dans une autre beaucoup plus diluée, on constate souvent une *précipitation* dans le suc cellulaire, de cristaux d'oxalate de calcium, ce qui amène une diminution du pouvoir osmotique, en changeant la concentration du milieu. Lorsqu'on transporte de nouveau le tissu végétal dans une solution plus forte, on constate la *dissolution* des cristaux d'oxalate, à la suite d'une production nouvelle d'acide. » M. METCHNIKOFF (*L'immunité dans les maladies infectieuses,* Paris 1901).

Des expériences précises, comme le sont les expériences de Van Rysselberghe, nous font toucher du doigt la part qui revient aux perturbations de l'osmose dans la pathogénie d'un certain nombre de scléroses et de auto-intoxications. Elles nous expliquent et la réduction imparfaite des albuminoïdes et des composés ternaires (graisses et glucoses) ainsi que la rétention des produits xantho-uriques, des chlorures, des oxalates, etc. Elles nous permettent aussi de saisir la raison de la puissance merveilleuse du traitement d'Evian qui est le régulateur par excellence de l'osmose quand on a su réaliser toutes les conditions de son UBI de son QUANDO et de son QUOMODO.

Le rapprochement de tous ces faits nous fait bien comprendre ces belles paroles de Pasteur :

« Le premier regard de l'homme jeté sur l'univers
« n'y découvre que variété, diversité, multiplicité des
« phénomènes, que ce regard soit illuminé par la
« science, par la science qui rapproche l'homme de
« Dieu — et la simplicité et l'unité brillent de toutes
« parts. »

I

LES EFFETS PHYSIQUES

Action du traitement avec l'Eau d'Évian sur le mode physique

des éléments cellulaires.

L'Action du traitement avec l'Eau d'Évian, sur les éléments cellulaires de l'organisme, quand ces éléments répondent à son incitation, se traduit au point de vue physique :

1° *En cours de traitement* : — par la suractivité osmotique des éléments cellulaires.

2° *Après le traitement*: — par le retour à la régularité physiologique de l'hydrodynamique cellulaire.

Le retour, au type physiologique, de l'hydrodynamique cellulaire, est rendu manifeste par la continuité de la régularité de l'osmose cellulaire qui, avant le traitement, était modifiée et dans son activité et dans son mode.

La suractivité osmotique en cours de traitement est démontrée à l'observateur :

Par la rapide absorption de l'Eau d'Evian dans l'appareil gastro-intestinal ;

Par une rapide circulation d'eau dans les éléments cellulaires :

Par une rapide élimination d'eau par les reins. La quantité d'eau éliminée par les reins sera sinon supérieure, tout au moins égale à la 'quantité d'Eau d'Évian prise en traitement.

Un exemple va traduire ce triple effet : La personne en observation a bu de 7 h. à 8 h. du matin six verres d'Eau Cachat de 210ᶜᶜ, chaque — *(1 verre à 7 h.,* *— 1 verre à 7 h. 15, — 1 verre à 7 h. 25, — 1 verre* *à 7 h. 40, — 1 verre à 7 h. 50, — 1 verre à 8 h.)*

Elle avait vidé la vessie à 6 h. 45.

La première sensation du besoin d'uriner s'est produite à 7 h. 50.

La première miction a été effectuée à 8 h. 10.

Voici l'exposé, en tableau, et des heures des mictions, et des volumes des mictions, et des densités qui ont été spéciales aux urines rendues à chaque miction.

Heures des mictions	8ʰ 10	8ʰ 39	8ʰ 50	9ʰ 15	9ʰ 40	11ʰ 15
Volumes des mictions	460ᶜᶜ	320ᶜᶜ	232ᶜᶜ	260ᶜᶜ	225ᶜᶜ	130ᶜᶜ
Dens. de ch. miction	1008	1002	1002	1003	1003	1021

La quantité totale d'Eau d'Évian prise en traitement avait été de 1260ᶜᶜ.

La quantité d'urine rendue à 9 h. 40, conservant la densité des urines du traitement est de 1497ᶜᶜ.

La quantité d'eau rendue par la sécrétion urinaire est supérieure à la quantité d'eau prise en traitement : (237ᶜᶜ en plus).

La personne en observation a pris à 8 h. 35, 250ᶜᶜ de café au lait.

Conclusions des constatations. — Absorption rapide de l'eau par les voies digestives ;

Elimination rapide d'eau par les reins, démontrée, et par le volume des mictions, et par l'abaissement rapide de la densité des urines ;

Relèvement rapide de la densité des urines, après l'élimination d'une quantité d'eau urinaire, au moins égale à la quantité d'Eau d'Evian prise en traitement.

C'est la rapide élimination d'eau par les reins, sous l'influence du traitement d'Évian, qui pendant longtemps a été l'indication capitale de l'Eau d'Évian : et la raison de son application au lavage des voies urinaires et au lavage de l'organisme.

Les modifications physiques de la sécrétion urinaire, que nous venons de constater, pourraient être rapportées théoriquement à la masse d'eau prise en boisson. L'expérimentation démontre que de l'eau simple, avec tous les caractères de la meilleure eau potable, ne réalise pas ces effets. Elles sont bien réellement sous la dépendance des propriétés spécifiques de l'Eau d'Évian. Ce qui démontre notre affirmation, c'est qu'on constate ces mêmes modifications, quand on ne prend, en traitement, que 300^{cc} d'Eau d'Évian, par prises de 100^{cc}, à l'intervalle l'une de l'autre de 30 minutes. Voici la confirmation expérimentale de notre affirmation.

La personne en observation, qui ayant déjà été

entraînée par un traitement de quelques jours, prend :

à 6 h   du matin   100cc d'Eau Cachat
à 6 h 30   »   100cc d'Eau Cachat
à 7 h   »   100cc d'Eau Cachat
Première miction à 7 h 15   —   85cc
Deuxième   »   à 7 h 45   —   225cc
Troisième   »   à 8 h 30   —   180cc

Le mélange des trois mictions donne comme volume total d'urine 490cc ayant une densité de 1005 à la température de 15cc.

La quantité d'eau urinaire est supérieure à la quantité d'eau prise en traitement : (en plus 190cc)

Le retour à la régularité physiologique de l'hydro- dynamique cellulaire qui est l'effet consécutif du traitement avec l'Eau d'Évian, fait dans les conditions que nous avons déterminées en étudiant son UBI, son QUANDO, et son QUOMODO, est manifestée par les faits physiologiques suivants :

La personne qui a été traitée avec succès urine entre chaque repas une quantité de liquide un peu supérieure à la quantité de liquides pris en boisson.

Les deux tiers de la masse totale des urines des 24 heures sont rendus pendant les 12 heures de jour, un tiers pendant les 12 heures de nuit.

Une heure et demie à trois heures après le repas du milieu du jour, elle rend une urine dont la densité tombe à 1012 et quelquefois sensiblement au- dessous de 1010, quelle que soit la nature des liquides pris au repas.

La régularité fonctionnelle de l'hydro-dynamique cellulaire se maintient, si la quantité totale des liquides pris dans les 24 heures ne dépasse pas les 1200 à 1250^{cc} répartis de la manière suivante :

(250 cc au premier déjeuner. — 600 cc au repas du milieu du jour. — 350 à 400 cc au repas du soir.)

La somme totale des urines sécrétées dans les 24 heures varie alors entre 1300^{cc} à 1350^{cc}.

La densité du mélange de ces urines oscille entre 1018 et 1025.

Si des causes perturbatrices occasionnent des modifications dans ces rapports, ce n'est que pour un espace de temps limité ; les rapports physiologiques sont rétablis spontanément par l'activité propre des éléments cellulaires.

La régularisation de l'osmose cellulaire entraîne, comme sa conséquence immédiate et directe, le retour au type physiologique de la circulation intra-organique des chlorures.

Pendant le traitement avec l'Eau d'Évian le mode d'élimination des chlorures suit les oscillations de l'activité osmotique des éléments cellulaires ; elle s'accélère lorsque l'osmose s'accélère, elle se ralentit lorsque l'osmose se ralentit.

Après le traitement avec l'Eau d'Évian, effectué avec un succès complet, la circulation intra-organique des chlorures et leur élimination par la sécrétion rénale revient au type physiologique et en tant que mode et en tant que quantité.

C'est la concordance qui existe entre les activités osmotiques et la circulation intra-organique des chlorures, qui nous porte à rattacher l'étude de l'élimination des chlorures à l'activité physique du traitement d'Evian.

Voici quelques données numériques qui démontrent les effets :

De ralentissement de l'élimination des chlorures avant le traitement d'Évian-les-Bains ;

De suractivité de cette élimination en cours de traitement ;

De régularisation de cette élimination après le traitement.

Les données numériques traduisent l'élimination totale des chlorures urinaires des 24 heures.

		Ralentissement Avant le traitement	Suractivité En cours de traitement	Régularis. Après le traitement
Observations	1	8^{gr} 0	16^{gr} 05	12^{gr} 60
—	2	10, 0	16, 26	12, 0
—	3	8, 28	17, 60	12, 50
—	4	11, 50	16, 80	21, 13

Les effets, que le traitement d'Évian exerce sur la circulation intra-organique des chlorures et sur l'élimination urinaire des chlorures, se constatent aussi bien quand le traitement est fait avec des

quantités totales d'Eau Cachat de 1200 à 1500cc, que
quand il n'est pratiqué qu'avec de petites quantités
d'Eau Cachat ne dépassant pas, comme dose totale,
300 centimètres cubes.

Ne jamais oublier. cependant, que dans les deux
cas le succès n'est obtenu que si on a su réaliser le
déterminisme physiologique :

*De rapide absorption de l'Eau d'Évian par les
voies digestives ;*

*De rapide circulation d'eau dans les éléments
cellulaires ;*

*De rapide élimination par les reins d'une quan-
tité d'eau urinaire égale à la quantité d'eau prise
en traitement.*

II

LES EFFETS CHIMIQUES

Actions du traitement avec l'Eau d'Évian sur le mode chimique des éléments cellulaires.

L'effet du traitement d'Évian que nous mettons en tête de ce chapitre est un effet qu'on peut rattacher aussi bien à l'étude des actions physiques qu'à l'étude des actions chimiques provoquées par le traitement méthodique avec l'Eau d'Évian. Nous l'avons rattaché au chapitre des effets chimiques uniquement pour la commodité de la rédaction des tableaux de comparaison, des analyses chimiques des urines.

Dès que l'eau d'Évian réalise son déterminisme physiologique spécial : la somme totale des solides urinaires s'élève, mais on ne constate pas entre les divers composants solides des urines les rapports physiologiques réguliers.

Deux exemples vont nous suffire pour démontrer ces deux effets, spéciaux à la Cure thermale d'Évian-les-Bains.

Nous ne faisons pas de moyennes ; « *car les faits individuels sont les seules réalités de ce monde* disait avec raison le Dr Pariset, *et ces réalités sont les uniques fondements de notre raison.* » Dans tous les faits individuels, que nous avons observés, nous avons relevé les mêmes réalités expérimentales.

A l'effet du traitement d'Évian, que nous examinons actuellement, on pourrait donner la désignation de :

Effet de lavage.

Données numériques démontrant l'effet de lavage réalisé par le traitement avec l'Eau d'Évian.

Relèvement de la somme totale des solides urinaires :

Irrégularité dans les rapports numériques des composants urinaires solides.

Observation I.

Avant le traitement :

Quant. d'ur. des 24 h.	Den.	Tot. sol.	Urée	Ac. phosph.	Chlor.	Rap. de l'urée aux solides
9,30	10,25	52,54	14,28	1,98	8,00	27cent.

Quatrième jour du traitement :

| 14,05 | 10,22 | 72,02 | 19,55 | 2,138 | 16,05 | 27cent. |

Observation II

Avant le traitement :

| 7,25 | 10,36 | 60,81 | 16,14 | 2,550 | 8,28 | 26,5cent. |

Quatrième jour du traitement :

| 2,122 | 1017,5 | 90,10 | 18,77 | 1,797 | 17,60 | 20,8cent. |

Si le traitement d'Évian ne produisait que cet effet, il réaliserait déjà un grand bienfait en débarrassant l'organisme de produits excrémentitiels pour la plupart toxiques. Mais son action est beaucoup plus profonde et plus intime.

La continuité de la cure provoque de nouveaux

effets qui vont se traduire non seulement par le relèvement du chiffre absolu des solides urinaires, mais encore par la régularisation des rapports centésimaux des divers composants chimiques des urines.

Nous allons établir ce fait, avec les données numériques des observations. Ce second effet chimique du traitement méthodique d'Évian nous l'appellerons :

Effet de régularisation des échanges chimiques de la nutrition cellulaire.

Ce second effet du traitement d'Évian, que nous allons relever comme effet chimique, se constate en continuant à procéder à l'analyse des urines des malades, à diverses époques de leur cure. L'analyse portera toujours sur la totalité des urines des 24 heures.

Cet effet se manifeste à l'observateur par des faits d'ordre matériel, et par des faits d'ordre mathématique :

1º Par le relèvement du taux absolu des échanges chimiques. Ce taux revient au normal.

2º Par la régularisation des rapports que doivent avoir entre eux les divers constituants solides des urines.

Ces effets se réalisent en cours de traitement.

Ils se maintiennent après le traitement.

On constate le relèvement du taux des échanges chimiques en établissant quelle est la somme totale des solides urinaires des 24 heures.

On détermine la réalité de la régularisation des échanges chimiques cellulaires en étudiant mathématiquement quels sont les rapports qu'ont entre eux les divers composants solides des urines, à des époques successives du traitement; et en les comparant aux données physiologiques.

Ces deux effets ne s'associent pas de toute nécessité. Il arrive quelquefois que l'effet du relèvement absolu du taux des échanges chimiques n'est pas accompagné de la régularisation du rapport des composants urinaires solides; quelquefois aussi il y a régularisation du rapport des composants urinaires solides sans qu'il y ait relèvement du taux absolu des solides urinaires; mais l'un et l'autre cas sont des faits exceptionnels.

Nous allons présenter dans un même tableau l'effet de relèvement et l'effet de régularisation des échanges chimiques cellulaires sous l'influence de la cure méthodique d'Évian.

Observation 1.

Avant le traitement :

Solide Urin.	Urée	Ac. phosph.	Chlorures	Rap. de l'Urée aux solides
52,54	14.23	1,98	8,00	27 cent.

En cours de traitement : 21ᵉ jour :

72,69	29,22	1,791	15,80	40 cent.

Après le traitement : un an :

77,82	27,36	2,270	12,60	35 cent.

Observation II

Avant le traitement :

Solide Urin.	Urée	Ac. phosph.	Chlorures	Rap. de l'Urée aux solides
60,81	16,14	2,55	8,28	26,5 cent.

En cours de traitement : 17° jour :

| 93,87 | 33,20 | 2,278 | 20,61 | 39,6 cent. |

Après le traitement : 6 mois :

| 60,00 | 20,18 | 2,151 | Non dos. | 37,4 cent. |

Je pourrai multiplier les exemples : mais les phénomènes que nous relèverions présentent toujours
les mêmes caractères. Les deux exemples que nous
venons de transcrire suffisent pour faire voir quelles
sont et la nature et la marche du phénomène nutritif.

Pénétrons plus profondément encore dans l'inti-
mité de la vie cellulaire. De nouveaux résultats chimiques seront le bénéfice de nos efforts. Nous consta-
tons en effet ; que si, pendant la période de début, il
y a augmentation de la masse absolue des produits
xantho-uriques ; il y a ultérieurement une activité
si intense de la vie cellulaire que quelques-uns de
ces produits sont réduits. L'organisme utilise une
partie de leur potentiel. Ils perdent en effet de leur
potentiel en descendant l'échelle chimique : une
molécule d'acide urique donne par combustion
461 calories 4 ; une molécule d'urée ne donne que
151 cal. 5. Des produits plus solubles et plus diurétiques se substituent à des produits moins solubles
et moins diurétiques.

A ce *troisième effet* d'ordre chimique, réalisé par le traitement avec l'Eau d'Évian, nous donnerons le nom de :

Effet de réduction des produits xantho-uriques.

L'augmentation au début du traitement, des produits xantho-uriques est probablement un effet d'entraînement mécanique, résultat de la suractivité de l'osmose cellulaire.

Voici quelques exemples de ce double effet :
1° de lavage ;
2° de réduction plus complète.

Élimination et réduction de l'acide urique et corps voisins sous l'influence du traitement d'Évian-les-Bains.

Quantités totales des 24 heures :

	Début du traitement	Pend. le trait.	Fin du trait.
1re Observation	0gr 63	(9e jour) 0,930	0gr 380
2me —	0gr 94	(14e jour) 1,500	0gr 730
3me —	0gr 990	(non dosés)	0gr 705
4me —	0gr 507	»	0gr 210
5me —	1gr 490	»	0, 668

Ce double effet, du traitement d'Évian, sur l'acide urique et les corps voisins est très général. Il est de règle, quand on a pu réaliser dans leur totalité les effets physiologiques hydro-dynamiques décrits en étudiant les effets physiques intra-organiques de l'Eau d'Évian.

C'est par son action directe sur la vie anaérobie

des cellules que le traitement d'Évian réalise les effets de relèvement du taux de l'urée et de réduction des produits xantho-uriques. C'est par son action immédiate sur leur fonction aérobie qu'il complète les activités chimiques des éléments cellulaires.

Le *quatrième effet* chimique du traitement d'Evian est un effet d'oxydation directe. On le constate en étudiant à l'aide de l'hématospectroscope à vision directe, à travers l'ongle du pouce, les modes de réduction de l'oxyhémoglobine.

Cette réduction est, pendant la période de réalisation du déterminisme expérimental du traitement avec l'Eau d'Évian, deux et même souvent trois fois plus active qu'elle ne l'est dans les conditions physiologiques : surtout si la personne en observation prend de grandes quantités d'Eau Cachat.

Elle reste plus active, que dans les conditions physiologiques, les heures qui suivent immédiatement l'élimination de l'eau par les reins.

Elle redevient physiologique, quelques temps après le traitement.

Elle se maintient ultérieurement au taux physiologique chez les personnes qui antérieurement au traitement présentaient une réduction trop lente.

Cet effet pourrait recevoir le nom de :

Effet de suractivité des oxydations cellulaires, régulateur des oxydations trop lentes.

La médication thermale d'Évian est, à notre connaissance, la médication dont les effets physiques et chimiques intra-cellulaires sont le mieux fixés scientifiquement et pratiquement.

L'action de cette eau ne peut pas être comparée chimiquement à une réaction de laboratoire.

Elle intervient en réveillant, par la matière minérale dissociée qui lui est propre, les activités, asservies, des protoplasmas organisés.

Elle agit sur leur propre irritabilité.

Elle réveille cette irritabilité en agissant et sur les forces agissantes des cellules et sur leur force en tension.

C'est le traitement physiologique par excellence.

III.

LES EFFETS PHYSIOLOGIQUES

Action du traitement de l'Eau d'Evian sur le mode
physiologique
des éléments cellulaires et des organes

Le traitement d'Évian produit des effets physiologiques, et sur les éléments cellulaires, et sur les tissus, et sur les organes.

Ces effets sont la conséquence de la régularisation de l'activité physique et de l'activité chimique des protoplasmas.

Les activités sensitives, les activités motrices, les irritabilités organiques spécifiques reprennent leur fonctionnement normal quand le traitement d'Évian a réalisé la totalité de ses effets physiques et chimiques.

Ces fonctionnements physiologiques sont la marque certaine du retour à l'état de santé s'ils restent associés à l'équilibre physique et à l'équilibre chimique des éléments cellulaires.

Le traitement d'Evian réalise quelquefois la totalité de ses effets après une cure de 20 à 25 jours : quelquefois il ne les réalise qu'après deux et même trois cures de 20 à 25 jours. C'est un fait bien connu qu'à maladie chronique il faut traitement chronique.

Peut-on faire disparaître les perversions nutritives et fonctionnelles par la continuité du traitement ?

L'expérience prouve que la continuité du traitement ne réalise pas les mêmes résultats qu'une alternance de traitements.

L'activité spécifique de l'Eau d'Évian ne se substitue pas à l'activité cellulaire. Elle ne fait que réveiller l'activité cellulaire. Le réveil de l'activité réparatrice des cellules provoque probablement la formation de nouveaux protoplasmas. Ce renouvellement est lent ; il lui faut, pour se compléter et le temps et le repos. La continuité de l'excitation provoquerait l'effet de toute excitation trop intense ou trop longtemps continuée: elle aurait un effet inhibitoire. Le phénomène d'inhibition rentre dans la loi de l'*excitation préparalytique de Claude Bernard*.

Cet effet inhibitoire est la conséquence de la fatigue occasionnée par l'intensité même de l'activité osmotique qui est, nous l'avons vu, le premier résultat que doit provoquer la cure d'Évian.

On reconnaît cette fatigue, en cours de traitement, au ralentissement de l'osmose cellulaire et à l'abaissement du taux des solides urinaires des 24 heures. Ce ralentissement et cet abaissement sont bien la conséquence de la fatigue ; car il suffit de suspendre le traitement, pendant 24 heures, pour constater à nouveau le réveil de l'activité physique et de l'activité chimique des protoplasmas cellulaires. Ce sont ces constatations qui m'ont permis d'établir qu'on ne

pouvait pas remplacer l'alternance des traitements,
par une continuité de traitement.

La régularisation des activités spécifiques de
chaque système et de chaque organe ne paraît pas
toujours entièrement rétablie en cours de traitement.
Le malade se sent mieux ; mais tous les symptômes
subjectifs dont il souffrait n'ont pas disparu complètement. Cette particularité clinique tient à ce fait,
que de même qu'on est malade physiquement et chimiquement avant de se sentir malade ; on est guéri
physiquement et chimiquement avant de se sentir
guéri. Ces symptômes subjectifs disparaîtront progressivement si l'équilibre de l'activité physique et
l'équilibre de l'activité chimique de la cellule sont
maintenus.

Le témoignage irrécusable de la continuité de ces
deux équilibres nous est donné par la persistance
simultanée et du mode normal de la sécrétion urinaire, et de la composition normale des urines des
24 heures.

Les divers éléments du témoignage seront examinés
isolément, et dans leur concordance. Il ne faut
jamais s'arrêter à l'étude exclusive d'un seul élément
du témoignage. On ne fixe un fait scientifique qu'en
déterminant des rapports. Il faut, à la fois, fixer le
mode de sécrétion urinaire et les quantités absolues
et relatives de liquides et de solides que l'urine
contient ; envisager ensuite tous ces éléments :

En eux mêmes :

Dans leurs rapports réciproques :

Dans leurs rapports avec l'alimentation solide et l'alimentation liquide ;

Dans leurs rapports avec les conditions atmosphériques ;

Dans leurs rapports avec l'âge, le sexe, la taille la constitution, le tempérament, le poids ;

Dans leur mode d'élimination.

Le propre d'un organisme en état de santé parfaite, ou qui, ayant été atteint de troubles chroniques de la nutrition, a été ramené à l'état de santé parfaite sous l'influence d'un traitement d'Évian méthodiquement fait, est de maintenir les modes fonctionnels de la nutrition et ses rapports physiques et chimiques en état d'équilibre constant au milieu des variations :

De régime ;

De constitutions atmosphériques ;

D'occupations physiques ;

D'occupations intellectuelles ;

De préoccupations morales.

Les surmenés de toute origine, les neurasthéniques, les déprimés. les dyspeptiques, les arthritiques, s'écartent facilement des modes de la nutrition physiologique. Une fois atteints de perversions fonctionnelles de l'activité physico-chimique des éléments cellulaires ils ne reprennent spontanément le type normal de la nutrition que dans des circonstances exceptionnelles.

C'est à toutes ces catégories de malades que s'adresse le traitement d'Évian.

LE TRAITEMENT D'ÉVIAN, DANS SA SPÉCIALISATION
ESSENTIELLE, EST LE TRAITEMENT DES PERVERSIONS
FONCTIONNELLES ADYNAMIQUES ET DES PERVERSIONS
DE LA NUTRITION CARACTÉRISÉES PAR LE RALENTIS-
SEMENT DES ACTIVITÉS PHYSIQUES ET CHIMIQUES DES
ÉLÉMENTS CELLULAIRES.

Lorsque les troubles de la nutrition en sont à leur
première période, c'est-à-dire à cette période physico-
chimique pendant laquelle le malade ne sent que
quelques malaises caractérisés surtout par un senti-
ment de fatigue indéfinissable, souvent plus accentuée
au réveil que pendant la journée, l'Eau d'Évian,
administrée en son *Quando* et avec son *Quomodo* qui
lui sont spéciaux, rétablit les fonctions physico-chimiques des éléments cellulaires ; ramène l'équilibre des fonctions sensitives et des fonctions motrices du système nerveux ; redonne aux muscles
lisses comme aux muscles striés leur tonus physiologique, et aux glandes en général leur fonctionnement physiologique.

Lorsque tous ces effets se sont réalisés, les fati-
gues cérébrales disparaissent. La capacité aux travaux
intellectuels revient rapidement à son activité physiologique. Beaucoup d'enfants et de jeunes gens, qui
peinent sur leurs livres et qu'on est porté à accuser
de paresse, en sont à la première période des troubles de la nutrition, à la période physico-chimique.
Ces troubles s'accentuent surtout au moment de la
préparation intensive des examens. Ces jeunes gens
sont dans l'obligation de limiter les heures d'effort

cérébral, et de les séparer par de longs intervalles
de repos, s'ils ne veulent pas arriver devant leurs
juges le cerveau momentanément vide d'idées. Un
traitement d'Évian opportunément fait leur redonne
toute leur activité et toute leur puissance cérébrale.

Les indécisions maladives, les phobies disparaissent aussi après la cure d'Évian.

Le retour au fonctionnement normal du tonus
musculaire des muscles à fibres lisses, et la réapari-
tion de l'activité sécrétoire des glandes, sous l'action
directe de la cure d'Évian explique la guérison des
dyspepsies par atonie, des dyspepsies flatulentes, des
dyspepsies avec rétention des liquides dans la cavité
stomacale, c'est-à-dire de ces pseudo-dilatations de
l'estomac si communes, et si rebelles au traitement
hygiénique et au traitement pharmaceutique.

Après un ou deux traitements d'Évian on voit
disparaître les digestions pénibles ; la constipation ;
les engorgements viscéraux ; les insuffisances rénales;
les stases veineuses viscérales, et par contre-coup les
stases hémorroïdales.

Les oxydations cellulaires reprenant toute leur
activité sous l'influence du traitement d'Évian, les
auto-intoxications par insuffisance fonctionnelle de la
nutrition cellulaire disparaissent. Les auto-intoxications par insuffisance gastro-hépatique et par insuffisance rénale cessent aussi ; non seulement parce
que les oxydations intra-cellulaires se font bien, mais
aussi parce que les conditions des fermentations pu-
trides du côté des voies digestives ont cessé d'exister :

parce que le foie transforme en urée tous les dérivés
ammoniacaux ; et parce que les reins éliminent rapidement tous les excreta, résidus ultimes de la nutrition.

La vie cellulaire générale et la vie cellulaire
spéciale étant redevenues normales, la circulation
centrale et la circulation périphérique se régulari-
sent. C'est ce qui explique la disparition, des hypertensions vasculaires qui sont la conséquence de l'auto-
intoxication alimentaire, découverte par M. le Dr
Huchard, et des hypertensions dues à l'insuffisance
osmotique des capillaires ultimes. Ces capillaires
sont creusés dans les prolongements des cellules
vasculaires. Ils présentent dans leur paroi proto-
plasmique des vacuoles microscopiques dont l'existence a été bien démontrée par mon regretté maître,
M. le Professeur Rouget, de Montpellier. Lorsque le
protoplasma des cellules vasculaires réagit normale-
ment ces vacuoles se vident et se remplissent alterna-
tivement. Lorsque l'activité osmotique de ce protoplasma vasculaire est pervertie, l'exosmose et l'endos-
mose des vacuoles ne se compensent plus ; de l'eau et
des produits excrémentitiels sont retenus dans leur
cavité ; elles augmentent de volume. La lumière des
capillaires se trouve diminuée et les conditions de
l'hypertension sont réalisées. C'est alors que se
manifestent, du côté de l'appareil artériel, le pouls
dur et tendu ; du côté du cœur, le retentissement diastolique des valvules aortiques : du côté du bulbe, la
dyspnée nocturne et la dyspnée de l'effort.

58

Ce qui me fait admettre cette pathogénie de l'hypertension pour un certain nombre de cas de presclérose c'est : 1° parce que chez beaucoup de malades hypertendus, l'hypertension s'accompagne de diminutions absolue et relative de la quantité totale des urines des 24 heures, et de la disparition de l'urine à faible densité qui est rendue de 1 à 3 heures après le repas du milieu du jour, quand l'activité osmotique des cellules est normale ; 2° parce que dès que le traitement d'Évian a réalisé son effet accélérateur de l'osmose cellulaire, l'hypertension artérielle disparaît : en entraînant simultanément la disparition de tous les symptômes objectifs et subjectifs qui sont spéciaux à l'hypertension artérielle.

Il est utile dans l'intérêt des malades, d'ajouter ici une courte remarque. Le traitement de cette hypertension met le médecin dans l'obligation d'associer au traitement avec l'Eau d'Evian des médications pharmaceutiques ou physico-thérapiques spéciales dont le choix sera imposé par les indications qu'il saura préciser pour chaque cas particulier. Les médications adjuvantes doivent mettre l'organisme dans les conditions requises pour qu'il puisse répondre à l'incitation spéciale de l'Eau d'Évian ; car c'est l'effet total de la cure avec cette eau qui juge la maladie, c'est-à-dire qui fait disparaître l'hypertension et ses conséquences pathologiques.

Les effets physiologiques du traitement avec l'Eau d'Évian que nous venons de passer rapidement en revue et qui indiquent que le retour au fonctionne-

ment normal de l'activité spéciale à chaque cellule a
été obtenu, sont pour certains malades définitivement
acquis : pour d'autres malades la guérison n'est que
temporaire.

La personne dont le système nerveux a subi un
surmenage longtemps continué ; comme celle qui a
subi un ébranlement violent. retombent facilement
dans l'une ou l'autre des perturbations de la nutrition, que nous avons fait connaître dans les pages
précédentes. Mais ce qu'un premier traitement avec
l'Eau d'Évian a guéri ; un second traitement le guérira encore si les perturbations nutritives sont restées
fonctionnelles.

Le traitement d'Évian n'est que palliatif quand
des lésions anatomiques se sont produites : il est
en effet sans action sur les lésions anatomiques,
qui évolueront fatalement.

Les indications du traitement avec l'Eau d'Évian
ne se déduisent pas de ces termes vagues de
diathèse, de tempérament, de constitution, d'auto-
intoxication : elles se déduisent de faits physiques,
chimiques et physiologiques qui sont, mesurés direc-
tement, et comparés à l'échelle des faits physiologiques.

Le traitement d'Évian ne peut pas être défini
comme le traitement spécifique de l'arthritisme ou
de l'auto-intoxication, parce qu'il est : des formes
de maladies rapportées comme causalité à l'arthritisme, qui ne tirent aucun bénéfice du traitement
d'Éviau ; et des formes de maladies, liées à de l'auto-

intoxication qui ne réagissent pas sous l'action de l'Eau d'Évian.

On ne peut pas dire non plus que le traitement d'Évian est le traitement spécifique des maladies de la nutrition, car les maladies de la nutrition à caractère hypersthéniques contre-indiquent le traitement d'Évian.

Le traitement d'Évian quand on l'étudie dans l'action intime de son Eau minérale doit être défini de la manière suivante :

Le traitement d'Évian est, COMME SPÉCIALISATION THERMALE, le traitement des maladies de la nutrition caractérisées par :

L'osmose lente des liquides des boissons ;

L'élimination irrégulière et incomplète par les reins de l'eau prise avec l'alimentation ;

L'irrégularité de la réduction intra-organique des albuminoïdes ;

L'abaissement du taux nutritif ;

L'élimination lente et incomplète des chlorures ;

La deshydratation irrégulière de l'organisme ;

La réduction incomplète des glucoses, lorsque cette réduction incomplète des glucoses se trouve associée à la réduction lente ou incomplète des albuminoïdes, c'est-à-dire associée à un abaissement de la quantité absolue de l'urée urinaire, hypoazoturie vraie ; ou à une altération du rapport de l'urée urinaire à la masse totale des solides urinaires, hypoazoturie relative ;

Le besoin d'accélérer l'élimination de l'acide urique et corps voisins, et d'en activer la réduction ;

L'existence du clapotage du côté de l'estomac, qui dénote en réalité un abaissement du tonus musculaire des fibres lisses de l'estomac, et une insuffisance réelle de tout le système glandulaire de l'appareil digestif : des glandes de l'estomac, des glandes de l'intestin, du pancréas et du foie ;

L'existence du gros foie des dyspeptiques. Ce gros foie est soumis à des alternatives d'augmentation et de diminution de volume qui permettent de le différencier des gros foies anatomiques ;

L'élévation de la tension artérielle, s'accompagnant d'insuffisance rénale, de retentissement diastolique des valvules aortiques, d'oppression nocturne, ou d'oppression d'effort.

Partie ou totalité de ces perversions nutritives et fonctionnelles se rencontrent chez les malades apyrétiques atteints de dyspepsie, de neurasthénie, d'arthritisme hyposthénique, de brigthisme, de glucosurie, de nervosisme. Elles existent pendant toute la durée d'évolution de ces maladies. Au début de leur évolution elles sont purement fonctionnelles et guérissables radicalement. Si on ne les découvre pas à cette période, parce que les troubles symptomatiques sont encore vagues et indéterminés, ils réaliseront progressivement des lésions anatomiques dont le développement est lent, et sans retentissement immé-

diat sur le système nerveux sensitif. La lésion anatomique une fois produite, les perversions nutritives
fonctionnelles s'accentuent. On peut encore les amé-
liorer par le traitement d'Évian, mais la guérison
radicale est devenue irréalisable.

Des troubles symptomatiques vagues, quelqu'en
soit la localisation, doivent toujours amener le médecin à l'examen matériel et mathématique des échanges nutritifs des éléments cellulaires. Il ne faut
jamais oublier, que ces premières perversions nutritives « sont les premières fleurs des maladies chroniques dont les fruits mûris par le temps se dévelop-
pent dans l'âge adulte, et empoisonneront la vieil-
lesse s'ils laissent l'homme franchir l'âge du retour. »

Ces heureuses expressions que Pidoux appliquait
à l'hérédité pathologique sont mieux applicables encore aux troubles primitifs des échanges nutritifs
des éléments cellulaires.

Quand ces troubles existent on peut, avec confiance,
recourir au traitement méthodique avec l'Eau d'Évian
parce que nous savons, non seulement, *Où* il faut
l'appliquer, mais *Quand* il faut l'appliquer et *Comment* il faut l'appliquer.

Ce sont nos études qui ont établi et précisé toutes
ces indications du traitement avec l'Eau d'Évian.
Avant nos recherches on ne faisait application à
Évian que de l'effet de rapide élimination d'eau par
les reins. Médecins et Malades considéraient le
traitement d'Évian comme un traitement de simple lavage général et de lavage tout spécial des

voies urinaires, mais indifférent dans son action intime. On ordonnait et on appliquait le traitement avec l'Eau d'Évian empiriquement, par conséquent au hasard.

Les indications se sont étendues : on est aujourd'hui en mesure de l'ordonner scientifiquement, c'est-à-dire en connaissance de cause.

L'observation et l'expérimentation nous ont donné les éléments matériel et les éléments mathematiques qui l'indiquent avec précision.

Nous connaissons bien son UBI spécifique.

On est aussi en mesure de le pratiquer avec succès parce qu'on connaît son QUANDO spécial, c'est-à-dire, parce qu'on sait d'une manière précise :

A quelle période de l'évolution des maladies il faut le prescrire ;

A quelles heures du jour il doit être pratiqué ;

Comment il faut le pratiquer.

Le comment du traitement avec l'Eau d'Évian, c'est-à-dire son QUOMODO spécial est précisé par la connaissance des effets physiologiques de cette eau que nos recherches ont fixé expérimentalement.

Ces effets il faut savoir et pouvoir les réaliser pour que le succès du traitement soit assuré.

Le médecin qui dirigeant la cure d'Évian, saura réaliser des conditions, d'exécution du traitement, qui aideront l'Eau d'Évian à produire ses effets physiologiques spécifiques, ASSURERA PAR SA MÉTHODE des succès que l'Eau d'Évian employée sans direction scientifique eut été impuissante à réaliser. Il guérira là où d'autres n'ont pas obtenu de guérison, parce qu'il a fait emploi d'une bonne méthode.

Quos alii sanare nequeunt, ipse sanaret, dirons-nous avec Torti, *præcisè ob* PECULIAREM *notorum Medicamentorum administrationem, in quo uno tota sita esset prærogativa talis actionis.*

« Les malades, que d'autres médecins ne peuvent guérir, lui-même les guérira, précisément par une administration TOUTE SPÉCIALE des médicaments connus ; c'est en cela que réside toute entière l'efficacité d'une telle opération. »

Les personnes étrangères à la Médecine confondent le Médicament avec la Médication.

Le médicament n'est que l'agent de la médication.

La médication est faite de la connaissance, aussi exacte que possible, des propriétés physiologiques du médicament, et de l'emploi opportun du médicament.

L'opportunité de l'emploi du médicament s'établit : sur la connaissance de la maladie envisagée dans sa pathogénie, dans ses processus physiques, chimiques et physiologiques, dans son évolution objective et subjective, dans les conditions spéciales qu'elle fait à la vie élémentaire et à la vie générale, c'est-à-dire à la cellule et à l'individu ; et sur la connaissance de l'individu étudié en lui-même et dans ses rapports avec toutes les conditions extérieures.

La médication scientifique n'est jamais comprise dans ces termes : — *Ceci tuera celà.* — Elle ne peut s'établir que sur la connaissance aussi précise que possible du déterminisme matériel de la vie normale, et du déterminisme matériel de la vie pathologique.

Pouvoir et savoir déterminer les conditions qui permettent à l'organisme de développer la totalité des effets physiologiques de l'agent, ou des agents de la médication, afin de rendre possible le retour de l'organisme au fonctionnement normal ; tel est le but idéal que la Médecine Pratique doit atteindre.

Elle atteindra ce but si elle se soumet à cette direction scientifique si précise que Claude Bernard a traduite en préceptes dans son *Introduction à l'étude de la Médecine Expérimentale.*Elle doit être convaincue qu'il n'y a rien d'accidentel en physiologie. Sous le nom de physiologie il faut entendre l'étude de l'homme en état de santé et de l'homme en état de maladie.

« Il n'y a rien d'accidentel en physiologie, disait l'illustre Maître du Collège de France, ce qui pour nous est accident n'est qu'un fait inconnu qui peut devenir, si on l'explique, l'occasion d'une découverte plus ou moins importante. »

...« Il faut être convaincu que les faits négatifs ont leur déterminisme comme les faits positifs. Toutes les expériences sont bonnes dans le déterminisme de leurs conditions respectives ; c'est dans la recherche des conditions de chacun de ces déterminismes que gît précisément l'enseignement qui doit nous donner les lois du phénomène, puisque par là nous connaissons les conditions de son existence et de sa non existence ».

La thérapeutique médicale sera scientifique quand elle aura fixé comment l'homme passe du déterminisme physiologique au déterminisme pathologique, c'est-à-dire comment il devient malade : et par quelles voies et moyens il revient du déterminisme pathologique au déterminisme physiologique, c'est-à-dire comment il se guérit : « Par ce déterminisme, tout se réduit, tout devient lumineux, et alors, comme dit Leibnitz, la science en s'étendant s'éclaire et se simplifie ». (Claude Bernard).

La médecine pratique a besoin du concours de toutes les sciences. Toutes sont solidaires. Les résultats positifs sur les effets de l'Eau d'Évian, employée comme agent thérapeutique, je les dois à l'anatomie, à la physiologie, à la pathologie, à la physique, à la chimie, à l'arithmétique. Au nom de toutes ces sciences réunies je puis conclure que se contenter de boire de l'Eau d'Évian ce n'est pas faire la médication avec l'Eau d'Évian.

La cure ne vaut que par la méthode.

On peut dire du médicament et de la médication ce que Claude Bernard a dit de l'idée expérimentale et de la méthode expérimentale « le médicament, c'est la graine ; la médication, c'est le sol qui lui fournit les conditions de se développer, de prospérer et de donner les meilleurs fruits suivant sa nature ».

TABLE DES MATIÈRES

~~~ ~~~

LIBRAIRIE J.-B. BAILLIÈRE & FILS

ARNOULD (J.). — **Nouveaux éléments d'Hygiène,** 4ᵉ édition, par le Dᵣ E. ARNOULD, 1902, 1 vol. gr. in-8 de 1024 pages avec 238 figures, cartonné . . . . 20 fr. ·

CARRIÈRE (E.). — **Le Climat de l'Italie** et des stations du midi de l'Europe sous le rapport hygiénique et médical, 1876, un vol. in-8 de 640 pages. . . . . 9 fr.

CHIAÏS (F·). — **Menton,** Topographie, Climatologie, Climatothérapie. - Édit. ordinaire : 2 fr. - Édit. illustrée : 3 fr.

CHIAÏS (F.).— **L'Eau d'Évian,** ce qu'on en dit, ce qu'elle fait, ce qu'elle est. . . . . 2 fr.

DONNÉ (A.). — **Hygiène des gens du monde,** 2ᵉ édition, 1 vol. in-16 de 447 pages. *(Bibliothèque scientifique cont)*. . . . . 3 fr. 50

HUFELAND (C.-W.). — **L'Art de prolonger la Vie,** 1896, 1 vol. in-18 jésus de 400 pages. . . . . 3 fr. 50

LABAT. — **Villes d'hiver et Bains de Mer de la Corniche franco-italienne,** 1898, 1 vol. in-8, 92 pages. . . . . 2 fr. 50

LA HARPE (E. de). — **Formulaire des Stations d'hiver, des stations d'été** et de la climatothérapie, 1896, 1 vol. in-18 de 600 pages, cartonné . . . . 3 fr.

LOMBARD (H.-C.). — **Traité de Climatologie médicale,** comprenant la météorologie médicale et l'étude des influences du climat sur la santé, 1877-1880. 4 vol. in-8. 40 fr.

—**Atlas de la distribution géographique des principales Maladies,** 1881. 1 vol. in-4 de 25 cartes coloriées. Cartonné. . . . . 12 fr.

—**Les Stations sanitaires au bord de la mer et dans les montagnes.** Les stations hivernales, choix d'un climat pour prévenir ou guérir les maladies, 1880, in-8 de 92 pages. . . . . 2 fr.

MANQUAT. — **Traité élémentaire de Thérapeutique,** de matière médicale et de pharmacologie, par le Dᵣ MANQUAT, professeur agrégé à l'École de médecine militaire du Val-de-Grâce, 5ᵉ édition, 2 vol. in-8. Ensemble, 2104 pages. 24 fr.

YVAREN (P.). — **Entretiens d'un vieux Médecin sur l'Hygiène,** 1882, 1 vol. in-8, 570 pages. . . . . . . 5 fr.

www.ingramcontent.com/pod-product-compliance
Lightning Source LLC
Chambersburg PA
CBHW071245200326
41521CB00009B/1628